DU TRAITEMENT

DE LA GOUTTE & DU RHUMATISME

AUX EAUX THERMALES

DE

BOURBON-LANCY

PAR

Le Dʳ H. DE BOSIA

Ancien interne des Hôpitaux de Paris
Chevalier de la Légion d'honneur

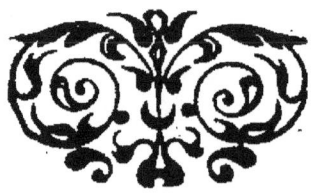

MACON

PROTAT FRÈRES, IMPRIMEURS

1891

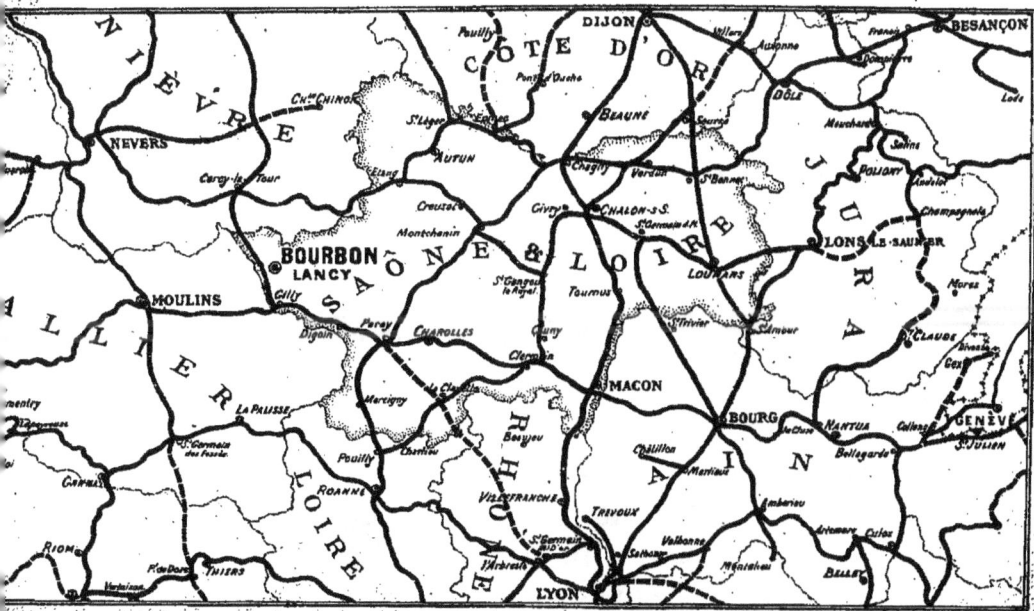

STATION THERMALE

DE

BOURBON-LANCY

(Près MOULINS)

CHEF-LIEU DE CANTON DE L'ARRONDISSEMENT DE CHAROLLES

(Saône-et-Loire)

———❦———

Ligne de Paris — Nevers — Cercy-la-Tour
ou Paris — Moulins — Bourbon-Lancy

————〰〰〰————

BOURBON-LANCY

EST

A sept heures de Paris — A cinq heures de Lyon
A cinq heures de Dijon
A trois heures de Roanne
A trois heures et demie de Clermont

———❦———

Le tarif des bains varie suivant la saison ; la saison
la plus chère est du 15 juin au 15 septembre.

VOIR LE TARIF A LA FIN

〰〰〰〰〰〰〰

Pour tous renseignements, s'adresser au Régisseur.

DU TRAITEMENT

DE LA GOUTTE & DU RHUMATISME

AUX EAUX THERMALES

DE

BOURBON-LANCY

~~~~~~~~

Nous n'avons pas la prétention de faire en quelques pages l'histoire de Bourbon-Lancy et de ses eaux thermales, si célèbres depuis quinze siècles ; il faudrait remonter à l'occupation des Gaules par les Romains, et un pareil travail ne serait pas ici à sa place. Disons pourtant que les baignoires dont nous nous servons encore aujourd'hui et les aqueducs qui reçoivent le trop plein des sources ont été construits par ce grand peuple, qui savait si bien utiliser tout ce qui lui était échu par droit de conquête. Ce sont les Romains qui avaient fait à Bourbon-Lancy les travaux les plus considérables, mais ils furent en partie détruits pendant la longue succession de guerres qui désolèrent la Bourgogne.

Un groupe d'hommes intelligents ont pris à tâche de faire connaître ces eaux thermales, pour le plus grand bien des malades ; aussi, depuis la guerre de 1870, un grand nombre de goutteux et de rhumatisés vont demander à Bourbon-Lancy la guérison qu'ils allaient chercher à Wiesbaden, et ces habitués de la station allemande affirment hautement la supériorité des thermes de Bourbon.

HISTORIQUE DE LA STATION

Bourbon-Lancy a eu pendant deux siècles sa période de grandeur, et dans le cours du XVIIe et du XVIIIe siècle, ces thermes ont vu venir, pour y prendre ces eaux bienfaisantes, la Cour et la Ville, comme on disait en ce temps là ; et c'était parfaitement exact, car si l'on consulte l'histoire du XVIIe siècle, on trouve inscrits, sur les registres de la station, les plus grands noms de France.

En 1596, la princesse de Rohan, âgée de 27 ans, prenait les eaux de Bourbon-Lancy ;

en 1601, M. de Beaulieu, conseiller-secrétaire d'Etat, y faisait établir une nouvelle étuve, et la chronique ajoute que Mme de Rohan ne put y transpirer.

En 1633, Ronchin conduit à Bourbon-Lancy la duchesse de Montmorency, et il la guérit, en compagnie du maréchal de la Force et de la marquise de Saint-Mars.

En 1640, le cardinal de Richelieu vint à Bourbon, et quatre ans plus tard, la reine d'Angleterre, fille de Henri IV, vint y soigner sa santé, qui était déplorable.

En 1655, toute la cour était à Bourbon, et parmi les plus célèbres, citons la duchesse de Longueville, la marquise de Sablé, Saint-Simon, Mlle de Scudéry, Mlle de Rambouillet, Mme de Guémené, Mme de Turenne, Mlle de Bouillon, le Chancelier de l'Hospital, Mme de l'Hospital et Mme de Villars, etc.

En 1676, au mois de mai, Mme de Montespan vient à cette station avec ses dames, la petite de Thianges, et un train de 45 personnes ; et plus tard, Mme de Maintenon avec Mme de Sévigné, qui a daté de Bourbon-Lancy de si charmantes lettres.

Au XVIIIe siècle, la reine de Pologne, veuve de Jean Sobieski, M. de Beauvillers, la marquise de Villeroi, la marquise de Créquy et de Rohan-Guéméné.

A côté de ces grands noms de l'histoire de France, plaçons les éloges adressés aux vertus curatives des eaux de Bourbon-Lancy, par les plus célèbres médecins des XVIIe et XVIIIe siècles, jusqu'à nos jours.

Aubry, premier médecin du duc de Montpensier, 1604.

Ban, professeur à la Faculté de Paris, dans deux ouvrages distincts, vante les eaux de Bourbon contre les rhumatismes et contre les maladies des femmes, 1605 et 1650.

En 1646, Delorme, médecin d'Henri IV et de Louis XIII, vante les mérites de ces eaux.

En 1650, Cattier cite les effets merveilleux de ces eaux contre les rhumatismes, les accidents des femmes et contre les maladies des veines ; déjà, au XVIIe siècle, les médecins savaient que la guérison des varices pouvait être obtenue à Bourbon-Lancy.

En 1671, l'Académie des sciences de Paris les déclare les meilleures parmi les eaux minérales connues.

Comiers, en 1681, vante les bienfaits des eaux de Bourbon, dans le cas de douleurs rhumatismales, contre les hydropisies et contre la goutte.

Héquet, en 1723, le docteur Pinot, en 1752, Alibert, médecin du roi en 1826, disent qu'il ne manque rien aux eaux thermales de Bourbon-Lancy pour guérir les rhumatismes, les troubles de l'estomac et des intestins ; aussi, avant 1830, la station de Bourbon recevait un grand nombre de malades souffrant de phénomènes dyspeptiques, ou ayant des diarrhées chroniques, qui venaient y chercher la guérison de leurs maux.

Un peu plus tard, le docteur Tellier insiste sur la guérison rapide des maladies des femmes ; le docteur Rérolle, dans un livre très bien fait, les proclame aussi spéciales contre le rhumatisme et la goutte à forme nerveuse, que la quinine contre les fièvres intermittentes, et avec raison il en indique l'usage, surtout dans le rhumatisme de l'estomac et des intestins.

De nos jours, les docteurs Rotureau, Desnos, Rémon, Le Bret et avec eux tous les médecins de France qui ont pu les connaître, y envoient leurs malades.

Si cette station, qui a eu tant de vogue et qui la mérite par les résultats vraiment très beaux qu'on y obtient, n'est pas plus connue aujourd'hui, c'est que rien n'a été publié, au point de vue scientifique, pendant les 42 ans qu'a duré le dernier inspectorat; de sorte que, pendant tout ce long espace de temps, les Facultés de France ont créé des docteurs, qui n'ont jamais entendu parler de la station thermale de Bourbon-Lancy.

Il est une seconde raison, aussi vraie que la première; l'administration actuelle, en achetant fort cher à la succession du marquis d'Aligre, les thermes de Bourbon, a eu à faire des dépenses énormes pour remettre les choses en état convenable ; et puis, trop honnête, elle s'est toujours refusée à faire une réclame mensongère pour attirer les baigneurs; aussi peut-on accepter comme absolument vrai ce que contient cette notice, publiée par un médecin qui professe une grande estime pour nos eaux, auxquelles il doit sa guérison et celle de nombreux rhumatisants qu'il y soigne tous les ans.

SOURCES DE L'ÉTABLISSEMENT THERMAL

La station de Bourbon-Lancy possède des sources très nombreuses et très abondantes ; le Lymbe seul fournit 400.000 litres par 24 heures ; on peut donc être sûr, que les bains sont en totalité fournis d'eau minérale.

1º Le Lymbe, de beaucoup la plus importante et la plus chaude. (Grand et large puits où foisonne un si grand nombre de gros bouillons produits par le dégagement de l'acide carbonique et de l'azote que contient cette source dont la température, à la surface, est de 58 degrés, et 61 degrés au fond du puits.)

2º La source Saint-Léger.

3º La source Vallois.

4º La source de la Reine, en souvenir de Catherine de Médicis. (Sous François Ier, 1542, Catherine de Médicis, épouse de Henri II, alors dauphin par la mort de François son frère aîné, vint, sur les conseils de Fernel, chercher, après neuf ans de stérilité, remède aux eaux de Bourbon-Lancy ; et dès l'année suivante, elle mit au monde le petit François II, et après, comme le dit

Brantôme, cette belle et illustre lignée à laquelle nous devons 3 rois et 2 reines : François II, Charles IX, Henri III, Elisabeth, femme de Philippe II roi d'Espagne, et Marguerite, première femme d'Henri IV (la reine Margot.)

5° La source Descure ou Cardinal, du nom d'un intendant des levées de la Loire, qui, en 1580, retrouva cette source comblée par les inondations du petit ruisseau qui traverse le faubourg Saint-Léger, et du nom de Richelieu qui l'avait réparée plus tard.

Les dispositions suivantes dans l'Etablissement thermal permettent de tirer parti de cette grande masse d'eau.

La station de Bourbon-Lancy possède 20 bains romains avec douches chaudes et froides, 30 salles de bains au premier étage.

Une grande salle d'inhalations avec ses appareils de pulvérisation, pour douches pharyngiennes, nasales, oculaires et auriculaires.

4 chambres de grandes étuves, dont la température atteint 58 degrés sans intervention de chaleur artificielle, de sorte que le malade se trouve dans une atmosphère de vapeurs produites par l'eau du Lymbe; au

plafond de chacune de ces étuves est placé un appareil de douche en pluie circulaire pour l'eau froide.

2 cabinets pour les bains de vapeur en caisse.

2 cabinets pour les bains de vapeur locaux ; toutes ces étuves sont alimentées par l'eau directement dérivée du Lymbe.

2 salles de massage sous l'eau.

1 grand pavillon d'hydrothérapie construit sur le modèle de celui que possède le docteur Béni Barde.à Auteuil ; ce pavillon contient toutes les variétés de douches, chaudes ou froides, dont on peut avoir besoin, avec cabinets de toilette complètement séparés pour les dames.

Dans le parc de l'Etablissement, une vaste piscine de natation, de 190 mètres carrés, à eau courante et à la température constante de 34 degrés.

ANALYSE CHIMIQUE DE L'EAU DE LA REINE

PAR LE PROFESSEUR GLÉNARD, 1881

Température............ 50°

1 litre d'eau contient :

Azote .... 10^c 38

Oxygène............ 1^c 42

Chlorure de sodium............. 1,296

Sulfate de potasse............... 0,076

Sulfate de soude................ 0,062

Bicarbonate
- de soude 0,018
- de chaux 0,277
- de magnésie........ 0,017
- de fer ....
- de manganèse. } 0,002

Silice.......................... 0,070

Substances non dosées, mais en quantité très appréciable : acide phosphorique, iode, arsenic, lithine, sous forme de chlorure, ammoniaque.

TOTAL des matières salines..... 1,821

L'étude de cette analyse prouve que la station de Bourbon-Lancy possède des eaux minéralisées supérieures, par la quantité des matières salines qu'elles contiennent, aux autres stations similaires, telles que Plombière, Néris, Luxeuil, Bains qui, par leurs propriétés chimiques, se trouvent dans la même gamme que Bourbon-Lancy. Le tableau suivant permettra un parallèle facile au point de vue de la composition chimique de ces eaux.

	PRINCIPES MINÉRALISATEURS par litre.	CORPS PRÉDOMINANT		TEMPÉRATURE
Bourbon-Lancy.	1,82	Chlorure de sodium..	1,29	55° 8
Plombières.....	0,278	Silicate de soude....	0,08	51° 8
Luxeuil	1,16	Chlorure de sodium.	0,77	47°
Néris	1,26	Bicarbonate de soude.	0,41	52°
Bains	0,491	Chlorure de sodium..	0,16	38°

PROPRIÉTÉS PHYSIOLOGIQUES DES EAUX

Prise en boisson, à la dose de 2 à 4 verres par jour, l'eau de la Reine est le complément indispensable du traitement externe ; elle est très bien tolérée par l'estomac ; son action est certaine dans le traitement général des affections rhumatismales, des localisations goutteuses et dans la gravelle rouge ; elle fait uriner très abondamment et débarrasse les reins d'une grande quantité de sable rouge, qui n'est que de l'acide urique, et cela dans la proportion énorme de 0,50 à 1 gramme par 24 heures, ainsi que le prouvent les analyses faites encore cette année, par M. Lavocat, préparateur de chimie à la Faculté de Lyon. Cet excès d'acide urique, qu'on trouve chez presque tous les rhumatisants, est expulsé sans douleur, et surtout, sans provoquer de coliques néphrétiques, ainsi que cela a lieu si souvent avec les eaux plus fortes, à Contrexeville, par exemple.

Les eaux chlorurées sodiques de la source de la Reine ont donc une propriété évidente et très heureuse : c'est d'être diurétiques.

A Bourbon-Lancy, le traitement externe ne provoque jamais d'accès de fièvre ; on ne connaît pas à la station ce qu'on appelle habituellement la fièvre des eaux. Cette eau calme le système nerveux ; les malades les plus irritables trouvent ici un sommeil paisible et réparateur, sans avoir recours au chloral, au bromure de potassium, ou au sulfate de quinine, comme le donnait le docteur Leclère, à Plombières, pour faire dormir ses malades excités par le traitement.

Les eaux de Bourbon-Lancy sont sédatives et calmantes, au même titre que celles de Néris.

Il est une autre propriété que possèdent les eaux de Bourbon-Lancy, propriété inestimable au point de vue de la sécurité et du danger qu'une cure thermale peut faire courir aux malades. Nous voulons parler des phénomènes congestifs que provoquent si souvent les eaux trop fortement minéralisées, que ces eaux soient des chlorurées fortes comme Salins ou Bourbonne-les-Bains, ou sulfureuses comme Aix et les stations pyrénéennes.

Nous n'avons pas à préciser la nature de ces accidents. Les malades qui ont fréquenté ces stations n'ont qu'à rappeler leurs souvenirs, pour connaître ou pour savoir combien sont fréquentes les attaques congestives, cérébrales ou pulmonaires, qui surviennent à la suite d'un traitement trop énergique.

Non seulement les eaux chlorurées moyennes de Bourbon-Lancy ne congestionnent pas, mais elles ont une action anticongestive, ainsi que nous l'enseigne la pratique médicale de tous les jours.

On est donc en droit de conclure que tous

les goutteux, tous les rhumatisés avec prédominance de phénomènes irritables, du côté du système nerveux, avec prédisposition aux poussées congestives, ne seront exposés à aucun des dangers que nous venons de signaler, pendant leur cure thermale.

En résumé, les eaux de Bourbon Lancy sont diurétiques, sédatives et décongestives. C'est surtout en raison de cette dernière propriété qu'on a pu constater la guérison de plusieurs cas de maladies du cœur, suite de rhumatisme articulaire aigu, ainsi qu'on le verra plus loin. Nul médecin ne serait assez téméraire pour tenter la cure de pareilles lésions du cœur avec des eaux chlorurées fortes ou sulfureuses. Enfin elles sont reconstituantes et toniques, ainsi que l'ont démontré le docteur Tellier et de nos jours le docteur Guéneau de Mussy, qui voulait faire de Bourbon-Lancy une station d'hiver pour y soigner, en toute saison, les enfants lymphatiques, fils de goutteux ou de rhumatisés.

DE LA GOUTTE ET DES MALADIES GOUTTEUSES

QU'ON PEUT SOIGNER A BOURBON-LANCY

La dénomination de goutte appliquée à cette forme de l'arthritis est très ancienne ; c'est Radulfe qui, en 1270, lui donna ce nom qu'il est bon de conserver, comme le disait Trousseau, parce qu'il ne préjuge rien quant à la nature de cette maladie.

Fixer les caractères propres à la diathèse goutteuse, énumérer les principales localisations sur les tissus pour assurer le diagnostic de ses nombreuses variétés, et enfin étudier avec soin les moyens d'action que nous offre la station thermale de Bourbon-Lancy : tel est le plan que nous allons suivre pour la goutte comme pour le rhumatisme.

CARACTÈRES PROPRES A LA GOUTTE

Les caractères propres à la goutte sont tout entiers contenus dans les conclusions de Garod et, plus près de nous, dans les travaux de Fontaine, qui nous paraissent le plus près de la vérité quoiqu'ils n'aient pas subi la con-sécration du temps.

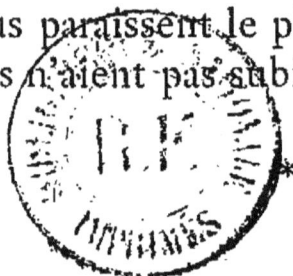

Dans la goutte, dit Garod, l'acide urique sous forme d'urate de soude, existe en proportion anormale, dans le sang, pendant et avant l'accès de goutte, et l'accès en est la conséquence.

La présence des cristaux d'urate de soude a été constatée dans presque tous les tissus, dans les ligaments articulaires, dans les cartilages, dans les franges synoviales, dans les reins, etc.

L'altération du sang produite par cet excès d'urate de soude est la cause directe des états maladifs qui précèdent ou suivent les accès; d'où il suit que toutes les causes qui augmenteront cette formation d'urate, ou son accumulation dans le sang, seront les vraies causes de la diathèse, avec celles qui tendent à diminuer l'alcalinité des liquides; tout comme celles qui s'opposent à l'élimination par la peau ou par les reins des produits uriques. C'est donc à Garod que revient l'honneur d'avoir établi ce caractère constant de la goutte, et d'en avoir créé l'anatomie pathologique.

VARIÉTÉS DE GOUTTE

Les différentes formes de goutte sont très utiles à connaître, surtout au point de vue du traitement thermal.

La goutte est normale lorsqu'elle frappe les articulations seules.

Elle est anormale ou irrégulière lorsqu'elle frappe un viscère.

Elle est compliquée lorsque, ayant élu domicile sur une ou plusieurs jointures, elle s'accompagne d'une néphrite ou d'un endocardite.

Signalons, pour finir, la forme dite larvée qui cause si souvent des diagnostics erronés.

Ces formes de goutte varient comme le terrain sur lequel elles s'implantent. De leur étude sortiront des indications précises sur la direction à donner aux malades.

1º La goutte franche, appelée goutte des riches, implique une constitution vigoureuse, et les malades sont exposés à des vertiges, à des congestions cérébrales, etc., mais ils ont en leur faveur l'assurance d'une goutte régulière qui se complique rarement.

2º La forme bilieuse entraîne avec elle des

troubles de l'estomac, des congestions du foie, des hémorrhoïdes, des troubles et des lésions des reins qu'on peut prévenir.

3° La goutte nerveuse a des gastralgies, des névralgies intestinales en même temps que des localisations articulaires. Facilement asthmatiques, la santé de ces goutteux est très souvent perturbée par des troubles fonctionnels du côté du cœur.

4° Enfin dans la goutte molle, lymphatique, toutes les localisations sont peu intenses, avec prédominance du côté de l'estomac.

Enumérons maintenant les diverses localisations de la goutte sur les viscères.

Dans la goutte compliquée, nous trouvons des troubles fonctionnels et, plus tard, des lésions des reins, des inflammations du tissu; du côté du foie, des congestions, la sclérose; dans le système artériel et veineux, les atheromes, qui préparent les attaques d'apoplexie, les varices, les phlébites, la dégénérescence graisseuse du cœur, et enfin, les apoplexies du cerveau et de la moelle épinière.

A cette triste nomenclature, il faut ajouter les phénomènes de métastase de la goutte anormale, qui fait naître des gastralgies, des dyssenteries goutteuses, des cardialgies, et des accès d'asthme. Du côté du cœur, des palpitations, des angines de poitrine, des vertiges, du délire ou du coma, comme action cérébrale. Voilà le vrai type de la goutte métastatique grave, et Musgrave traduisait fort bien cet état toujours dangereux, en disant : « La vraie goutte est celle dont on est malade ; la goutte anormale est celle dont on meurt. »

Du côté de l'estomac, on note dans de très grandes proportions (le tiers des malades environ) une forme de dyspepsie flatulante, avec tous les troubles fonctionnels, qu'on constate avant comme après l'accès de goutte.

Du côté des intestins, les coliques goutteuses, plus fréquentes que la dyssenterie goutteuse de Barthez.

Du côté des organes génitaux urinaires, les congestions des reins, la gravelle rouge, les névralgies vésicales, et les calculs vésicaux ; chez la femme, les congestions dans les annexes utérins et les troubles dysménorrhéiques signalés par le professeur Jaccoud, comme les observations de métrite et de métrorrhagie de Stoll et de Barthez.

La goutte, comme le rhumatisme, fournit

quoique à un moindre degré des iritis, des ophthalmies, et en même temps que des dépôts uratiques sur le pavillon des oreilles, des lésions profondes, assez fréquentes dans l'oreille moyenne et interne, ce qui explique la fréquence de la surdité dans la goutte chronique.

DU TRAITEMENT THERMAL DE LA GOUTTE

. Le choix d'une station thermale, au point de vue du traitement de la goutte, est chose difficile et pleine de périls pour les malades ; aussi est-ce avec la plus grande prudence que le médecin doit en diriger la cure.

Nous ne saurions mieux faire que de rappeler ici les sages conseils que nous trouvons inscrits dans l'ouvrage qu'a publié le docteur de Bosia sur le traitement de la goutte à Bourbon-Lancy.

C'est avec un véritable sentiment de crainte que nous conseillons une eau thermale à nos goutteux, à cause de la mobilité de ses manifestations, et de la facilité avec laquelle surviennent les accidents congestifs de cette diathèse.

Ce langage paraîtra peut-être bien extraordinaire, tenu par un médecin qui s'est donné, à la fin de sa carrière, la tâche de faire connaître une station thermale qui a pour but de soulager et souvent de guérir les arthritiques.

Cette opinion est dictée par le désir de ne pas nuire, que nous avons toujours eu et que nous conserverons dans cette nouvelle situation ; cette crainte salutaire sera, pour nos collègues, un certificat de prudence et de sécurité vis à vis des malades qui réclament nos soins.

Etudions maintenant les conditions dans lesquelles nous pouvons être utiles, dans les différentes formes de goutte que nous avons décrites.

Dans la forme aiguë franchement articulaire, régulièrement établie depuis de longues années, nous conseillons l'abstention pure et simple, pendant les accès, de suite après les accès, et souvent même dans l'intervalle de ses manifestations articulaires, qui n'ont jamais dévié.

Le régime alimentaire, l'exercice physique, et une hygiène sévère dans le choix des aliments doivent suffire à l'atténuation des accès, qui resteront francs et réguliers.

Dans la forme primitivement chronique,

nous conseillons toujours à nos malades de s'abstenir des eaux alcalines fortes, des eaux chlorurées trop minéralisées, et, par dessus tout, des eaux sulfureuses.

L'idéal d'une station thermale serait celle qui, en empêchant la production de l'acide urique et des urates, éliminerait, sans aucun danger pour le malade, l'excès de ces substances dans le sang ; cette station idéale est, pour nous, encore à trouver ; aussi n'appelons-nous à Bourbon-Lancy : 1º que les goutteux à forme bilieuse dans leurs manifestations gastriques ; 2º les goutteux névropathes, bien entendu en dehors de leurs crises aiguës du côté de l'estomac et des intestins ; 3º Bourbon-Lancy sera encore très utile aux goutteux lymphatiques, à manifestation d'intensité moyenne, qui ont toujours un point faible, l'appareil digestif.

Voyons maintenant comment notre eau chlorurée sodique lithinée peut être utile :

1º A la forme bilieuse de la goutte ;

2º A la forme névropathique ;

3º A la forme lymphatique.

Dans la forme bilieuse de la goutte, les principaux troubles fonctionnels se passent dans le foie ; avec une légère teinte constante de jaunisse, les malades ont constammeut des troubles d'estomac et de la seconde diges- tion. Bourbon-Lancy; malgré l'excellence de l'eau de la Reine, chlorurée sodique, ne peut pas seule régler les fonctions du foie et de l'estomac; aussi, il ne faut pas hésiter à faire ce que faisait Fernel pour les goutteux qu'il envoyait à cette station : ajouter du bicarbonate de soude à l'eau de la Reine, en boisson. On obtient ainsi une double action, les alcalins règlent les fonctions du foie, et l'eau de la Reine élimine, sans danger, l'excès d'urate et d'acide urique contenus dans l'orga- nisme. Les nombreuses analyses faites sur les malades prouvent que la quantité émise en 24 heures varie de 50 à 80 centigr. au dessus de la moyenne; non seulement cette élimination, provoquée par l'eau de la Reine, est manifeste pendant la cure, mais son action se continue pendant plu- sieurs mois après. L'analyse des urines, faite mensuellement pendant une année, prouve que l'acide urique et les urates restent pendant tout ce temps-là à la moyenne nor- male, d'où la certitude pour les malades d'éviter de nouvelles manifestations gout- teuses.

Nous croyons être dans le vrai en affirmant les heureux effets de l'eau de Bourbon-Lancy, qui débarrasse l'organisme des principes uratiques qu'il contient et, qualité plus précieuse, arrête pour un temps assez long la reproduction de ce même principe dans le sang des goutteux.

FORME NERVEUSE DE LA GOUTTE

Dans cette forme, toutes les localisations ont le caractère nerveux, la griffe névropathique ; que ce soient des vertiges, des palpitations, de l'oppression, des accès d'asthme, tous sont des troubles fonctionnels, sans lésion d'organes.

Les jointures sont malades, rarement à l'état aigu ; elles ont une certaine sensibilité, elles sont empâtées, raides dans leurs mouvements, et, à chaque instant, le malade croit qu'il va avoir un accès aigu, qui n'arrive pas. Les digestions se font assez bien, quoique quelquefois troublées par des crampes d'estomac, et l'intestin, à l'état de constipation, est le siège de douleurs névralgiques, avec gonflement du ventre.

Dans cette forme de la goutte, la puissance

éliminatrice des eaux de Bourbon est infé-
rieure, comme moyenne, au résultat constaté
dans la forme précédente, et pourtant l'observation démontre que l'immunité acquise,
à la suite d'une ou de deux saisons à Bourbon,
dure plus longtemps pour les névropathes
goutteux que pour les bilieux et les lymphatiques.

Les médecins anciens, comme nos contem-
porains, ont donc raison lorsqu'ils conseillent
aux goutteux névropathes d'aller se soigner
à Bourbon-Lancy, et voilà pourquoi toutes
les notices, toutes les études qui ont été faites
depuis le XIIe siècle jusqu'à aujourd'hui
portent toutes cette mention : « La goutte
nerveuse se trouve très bien des eaux chlorurées sodiques de Bourbon. » La pratique
médicale à Bourbon-Lancy prouve tous les
jours combien ce conseil est vrai et combien
sont grands les services qu'on peut rendre aux
goutteux névropathes, même dans les cas les
plus sérieux.

GOUTTE A FORME LYMPHATIQUE

Les résultats obtenus dans la forme de
goutte lymphatique, goutte molle des anciens

médecins, sont aussi probants en faveur de l'intervention de nos eaux chlorurées ; dans cette forme de goutte, nous ne redoutons pas l'usage des bains et même des douches à faible pression ; pourvu que la cure soit dirigée avec prudence, on obtient beaucoup plus facilement que dans les autres formes la disparition de la douleur, de l'empâtement de la jointure, des raideurs des tendons, et les tissus retrouvent une vitalité plus grande. L'état général des malades s'amende d'une très heureuse façon, les digestions si pénibles et si laborieuses chez ces névropathes s'exécutent plus facilement et avec une assimilation meilleure, les forces reviennent.

Nous sommes donc en droit de conclure que les goutteux bilieux, les goutteux névropathes surtout, et les goutteux à fibres molles, trouveront, dans les eaux de Bourbon-Lancy, une action salutaire pour leurs manifestations locales comme pour leur santé générale, et cela sans aucun danger de rétrocession goutteuse.

Comme à Wiesbaden, les eaux de Bourbon-Lancy, qu'on appelle à juste titre le Wiesbaden français, sont résolutives, sédatives, toniques, très diurétiques ; elles renferment de la lithine à l'état de chlorure, une dose de chlorure de sodium suffisante pour qu'on doive les classer de suite après les eaux chlorurées fortes et, ce qui est plus certain, c'est que les résultats pratiques qu'on y obtient ne peuvent que rendre à cette station l'éclat et la renommée qu'elle a eus pendant plusieurs siècles, ce qui arrivera, le jour où le corps médical français les connaîtra mieux.

A l'action de leurs qualités spéciales qui les rendent efficaces contre les manifestations goutteuses, la plus belle et la plus précieuse de leurs propriétés est de ne pas être dangereuses et de pouvoir être administrées en toute sécurité; combien y a-t-il en France de stations thermales qui oseraient tenir un pareil langage ?

L'ancien adage, toujours vrai et que le médecin ne doit jamais perdre de vue, le *primum non nocere*, d'abord ne pas nuire, cet adage devrait être inscrit au frontispice de tous les établissements thermaux qui ont la prétention de guérir la goutte ; par une réclame mensongère, et par l'attrait des plaisirs accumulés à la station, on attire de pauvres malades qui doivent s'estimer heureux de ne trouver à ces thermes qu'un résultat négatif, tout en courant les risques d'accidents congestifs, si fréquents à chaque saison.

Que les goutteux et les rhumatisants suivent ces conseils désintéressés, donnés par un médecin assez honnête pour condamner les procédés souvent coupables à l'aide desquels on cherche trop souvent à établir la réputation de certaines stations à la mode, et l'on n'entendra plus dire dans le monde : « M. X... est allé aux eaux, il en est revenu beaucoup plus souffrant, » et trop souvent : « Il en est mort. » En France, on va aux eaux pour se distraire, lorsqu'il faut y aller pour se soigner ; et il faut choisir sa station, sous peine d'accidents.

DU RHUMATISME

Au même titre que la goutte, le rhumatisme fait partie de la diathèse arthritique. Comme la goutte, le rhumatisme a ses caractères pathognomoniques ; la forme aiguë, présente toujours une augmentation de fibrine dans le sang, dont les globules rouges diminuent comme nombre et sont en partie détruits. Le rhumatisme, un peu moins héréditaire que la goutte, est transmissible dans le plus grand nombre de cas, et il est inhérent à l'individu comme les diathèses qui envahissent l'organisme dans le plus profond de l'être ; inconstant et variable, il est mobile dans la forme aiguë, et toujours prêt à causer des surprises au médecin.

Le choix d'une station thermale est aussi difficile et périlleux pour la goutte que pour le rhumatisme ; car si la goutte peut avoir des déplacements dangereux, la diathèse rhumatismale entraîne souvent pendant une cure thermale des congestions tout aussi dangereuses. Ce n'est qu'à bon escient qu'il faut aller soigner ses localisations rhumatismales à une station thermale.

Parmi les nombreuses stations qui toutes ont la prétention de guérir le rhumatisme, il faut choisir de préférence les moins minéralisées, pour éviter les phénomènes congestifs que déterminent si souvent les eaux chlorurées fortes, et surtout les eaux sulfurées. La station de Bourbon-Lancy remplit cette double indication; ses eaux chlorurées sodiques moyennes ne sont nullement dangereuses, elles sont sédatives et décongestionnent les organes, ce que sont loin de faire les eaux sulfurées. Aussi ne voit-on jamais d'accidents survenir, pendant une cure thermale, à Bourbon-Lancy. Combien existe-t-il de stations en France, surtout parmi les eaux sulfurées, qui oseraient proclamer une pareille innocuité ?

La diathèse rhumatismale comprend un grand nombre d'affections qui, à premier examen, paraissent devoir ne pas être rattachées au rhumatisme : l'eczéma aigu et chronique, l'herpès, l'arthrite chronique, les varices, avec leurs points de phlébite, les névralgies de l'estomac, les diarrhées chroniques, comme un grand nombre de maladies de cœur, sont des maladies qui paraissent très dissemblables, et toutes pourtant ont une

origine commune, la diathèse rhumatismale.

Dans l'étude que nous allons faire, nous
n'aurons à nous occuper que des localisations rhumatismales qui peuvent être soignées à la station de Bourbon, laissant de
côté celles qu'il faut confier à la médecine
classique, telles que le rhumatisme articulaire
aigu et sub-aigu et, en général, toutes les
affections rhumatismales qui se compliquent
de fièvre.

S'il est utile de soigner chez soi toutes ces
formes de rhumatisme fébrile, il est indispensable d'aller à la station thermale pour y
soigner toutes ces variétés de rhumatisme, et
cela le plus longtemps possible, après la cessation de la fièvre. C'est en mettant en pratique de pareils préceptes qu'on peut arriver
à une guérison certaine, et s'opposer à ces
états d'infirmités qui font le désespoir du
malade et du médecin.

Nous allons étudier par chapitre les différentes localisations rhumatismales, suivant les
tissus qu'elles affectent.

**

DERMATOSES RHUMATISMALES

Les localisations du rhumatisme sur la peau sont très nombreuses ; pour les étudier avec fruit, nous ne saurions prendre de meilleur guide que le travail du Dr E. Besnier, dont la doctrine est acceptée par l'école moderne.

« Les arthritides de Bazin sont des rhumatides, les arthritides goutteuses y sont en infime minorité : certaines affections cutanées paraissent se développer, chez des rhumatisants manifestes, du fait d'affections articulaires, musculaires ou autres, antérieures, mais parfois à titre de localisations premières, et sous l'influence des causes propres au rhumatisme ; certaines d'entre elles semblent parfois alterner avec des localisations articulaires ou viscérales. »

Les éruptions que l'on peut rattacher à la forme aiguë du rhumatisme, sont les érythèmes polymorphes ; les érythèmes scarlatiniformes, simples ou desquamatifs, l'urticaire à frigoré, l'érythème arthralgique, l'érythème nummulaire, marginé, hémorrhagique, le purpura, l'hydroa, le pityriasis rosé. A côté de ces manifestations, et tout aussi fréquentes qu'elles, il faut ajouter : l'eczéma sec ou humide, nummulaire, circonscrit, le sycosis des lèvres, le psoriasis discret, celui à larges plaques, aux mains ou à la plante des pieds, celui des organes génitaux, l'acné rosé et pilaris et le prurigo de l'hiver.

A ce tableau très exact, il faut ajouter une forme d'eczéma humide, prurigineux à l'excès, symétrique, qui est assez fréquent; au même titre, il faut y joindre la forme chronique de l'urticaire, qui envahit tout le corps et qui alterne souvent avec les formes névralgiques du rhumatisme.

La nature rhumatismale de ces maladies de la peau étant démontrée, il est de toute nécessité d'envoyer ces malades à une station thermale qui a pour mission de modifier l'état diathésique qui est cause de ces maladies.

C'est dans ce cas où il faut surtout prendre garde aux eaux thermales sulfurées, trop énergiques, et le médecin qui dirige la cure doit le faire avec la plus extrême prudence, pour éviter la production des phénomènes congestifs qui peuvent survenir.

Le fait suivant nous en fournit la preuve. M. X..., en 1887, alla faire une saison à Aix, et cela malgré l'avis de son médecin, pour un érythème nummulaire généralisé. Au cinquième jour du traitement, survint une poussée aiguë, avec fièvre, ce qui n'empêcha pas le malade de sortir pendant la journée ; dès le lendemain, congestion pulmonaire, et mort dans quarante-huit heures. L'éruption avait disparu dès le début de la congestion, et ne put être rappelée à la peau.

La crainte de voir surgir de pareilles complications doit rendre le malade très prudent dans le choix de la station, et le médecin très circonspect dans la direction de la cure.

Les eaux de Bourbon-Lancy sont très utiles dans toutes ces manifestations cutanées, et surtout elles ne sont point dangereuses. Ces eaux en boisson, en bains ou en douches, peuvent être prises sans faire courir aucun danger au malade ; leurs propriétés physiologiques nous sont un sûr garant de leur innocuité et des heureux résultats qu'on y obtient, même dans les cas les plus invétérés.

Il est une autre éruption, d'origine rhumatismale, l'herpès, qui occupe la peau ou les muqueuses, chez l'homme comme chez la femme, et qui se guérit merveilleusement bien aux eaux chlorurées de Bourbon-Lancy, tout comme le zona, qui laisse si souvent des névralgies intercostales si tenaces.

Les lésions des ongles, particulières au rhumatisme, tout comme les lésions qui occupent la muqueuse des fosses nasales, du voile du palais, de l'arrière-gorge et du larynx, trouveront leur guérison dans l'action salutaire des eaux de Bourbon. Les résultats obtenus dans les cas de rhinite rhumatismale, de pharyngite granuleuse, de plaques herpétiques du voile du palais, du bord de la langue, qui ont fait souvent croire aux malades à des lésions épithéliales, nous sont un sûr garant de la guérison de toutes ces affections.

LARYNGITE, SPASME GLOTTIQUE

Lorsque les congestions rhumatismales ont pour siège le larynx, elles provoquent des accès de toux spasmodique, que tous les médecins connaissent. L'action décongestive des eaux de Bourbon ramène les muqueuses à l'état normal et met les malades à couvert de ces quintes de toux spasmodique, qui reviennent à heure fixe, comme une fièvre intermittente, durent jusqu'après l'expulsion de quelques crachats muqueux, pareils à une solution gommeuse.

Ces mêmes phénomènes congestifs peuvent se produire dans la trachée et les bronches, et déterminent des catarrhes chroniques qui ont une si longue durée.

Nous avons vu si souvent se guérir, à Bourbon, ces manifestations nasales, pharyngées, laryngées, ces localisations catarrhales des bronches avec ou sans emphysème, que nous n'hésitons pas à proclamer la nature rhumatismale de toutes ces manifestations viscérales, au même titre que la goutte en a fourni des exemples. En conséquence, toutes les maladies de la peau, dont nous venons de parler, les rhinites, les pharyngites granuleuses, les laryngites anciennes, les affections catarrhales de la trachée et des bronches, en dehors de toute crise fébrile, les emphysémateux se trouveront fort bien de l'eau de la Reine et des différents modes de pratique balnéaire que possède la station.

Nous n'en voulons pour preuve que les nombreux cas de lésions nasales, pharyngiennes, du larynx et des bronches, guéris à Bourbon par suite d'heureuses modifications de leur état arthritique, cause première de tous leurs maux.

DES NÉVRALGIES

Toute douleur paroxystique, intermittente ou rémittente, qui siège sur un filet ou sur un tronc nerveux, représente ce qu'on appelle une névralgie.

La cure thermale de cette variété de maladie, si fréquente chez les rhumatisants, n'est facile qu'en apparence ; la conduite du médecin doit varier suivant qu'il se trouvera en présence d'une névralgie essentielle, d'une névralgie avec un ou plusieurs points de névrite, d'une névralgie qui est la conséquence directe de lésions centrales qui retentissent sur les noyaux sensitifs ; de même qu'il ne soumettra pas au même traitement les névralgies par anémie, par congestion, par névrite, par traumatisme, ou qu'il se trouve en présence d'une névralgie se développant chez un goutteux ou un rhumatisé.

Aux causes susénoncées, ajoutons l'impaludisme, la syphilis, l'alcoolisme, l'intoxication par le plomb ou par le charbon, et nos lecteurs concluront avec nous que la conduite à tenir est parsemée d'écueils, que la question de névralgie n'est simple et facile qu'en apparence, du moins en thérapeutique thermale.

Dans une étude sur les eaux de Bourbon-Lancy, dont l'action est spéciale contre la goutte et le rhumatisme, nous citerons surtout les névralgies qui surviennent dans ces diathèses, parce qu'elles y sont très heureusement modifiées.

La tradition nous enseigne que toutes les névralgies d'origine goutteuse ou rhumatismale sont heureusement traitées à Bourbon-Lancy; tous les auteurs, depuis plusieurs siècles, qui se sont occupés de cette question, en fournissent des exemples remarquables. Il résulte de ces études, que les névralgies rhumatismales qui ont résisté à tout traitement se guérissent d'autant plus sûrement à Bourbon, qu'elles ont déterminé plus de perturbations fonctionnelles de la sensibilité, plaques anesthésiques ou hyperesthésiques, ou des troubles trophiques dans les masses musculaires. Cette proposition, paradoxale à première vue, est corroborée par un grand nombre de faits qu'il serait trop long de citer.

La pratique de tous les jours prouve que les névralgies, qui sont accompagnées de phénomènes congestifs, du côté de la peau ou des muqueuses, qui sont le siège de ces douleurs, se guérissent plus rapidement que les autres.

Aussi nous conseillerons à tous ceux qui souffrent de névralgies d'aller chercher leur guérison à Bourbon-Lancy, dont la réputation est plus que séculaire, et cela quel que soit le siège de ces névralgies, dont voici les principales formes : névralgie faciale, crânienne, occipitale, névralgie intercostale, névralgie du plexus brachial ou d'un de ses troncs ; névralgie sciatique, quelle que soit son ancienneté. Du côté des viscères, névralgie de l'estomac, des intestins, névralgie hépathique, névralgie du col de la vessie ; chez la femme, névralgie utérine et des annexes de l'utérus. Dans les organes des sens, névralgie oculaire, de l'iris, les névralgies des oreilles.

DU RHUMATISME MUSCULAIRE

Les localisations rhumatismales qui frappent les muscles sont très fréquentes et très douloureuses pour le malade : que le rhumatisme ait son siège sur l'enveloppe, sur la fibre musculaire elle-même, sur les tendons ou sur les filets nerveux, la douleur est toujours très intense, et le malade, avec raison, demande sa guérison.

Au même titre que les eaux chlorurées fortes, Bourbon-Lancy guérit bien ces formes de rhumatisme musculaire, et il possède une qualité, que ne peuvent pas, sans danger pour le malade, avoir les eaux similaires, ou tout au moins, qualité que nous n'avons vu signalée nulle part : c'est la faculté de pouvoir traiter ces attaques de rhumatisme musculaire au lendemain d'un état sub-aigu ou même aigu ; la pratique journalière à Bourbon-Lancy en fournit la preuve évidente, qui ne peut être expliquée que par la puissance sédative de ces eaux, qui empêchent toute réaction, pendant que s'exerce son action résolutive spéciale.

A l'appui de cette double hypothèse, nous

citerons le fait suivant, qui s'est passé au mois d'août 1889.

Mᵐᵉ X..., 41 ans, vient à Bourbon pour se soigner d'un rhumatisme musculaire généralisé, après dix jours de convalescence. La malade prend froid pendant le voyage, et arrive à la station avec une courbature générale, mal de tête violent et 130 pulsations, 39° 4 de température. Repos au lit pendant trois jours, 1 gr. de sulfate de quinine par vingt-quatre heures, production de sueurs abondantes et, dès le quatrième jour, la malade peut prendre un grand bain à 36° et boire trois verres d'eau de la Reine. Le traitement est continué sans accident, et dès le cinquième bain, la malade pouvait marcher et se promener.

En dehors de ces formes aiguës, le rhumatisme détermine des myosites ou des attaques de myalgies, qu'on peut dire à répétition : la cause la plus insignifiante les fait naître. Cette forme à répétition a deux sièges de prédilection, les lombes et le cou, d'où les attaques de lumbago, le torticolis rhumatismal et le rhumatisme épicrânien.

Ce sont les principales formes de rhumatismes musculaires que nous voyons à Bourbon, et qui s'y guérissent parfaitement.

DES ARTHRITES RHUMATISMALES

Nous ne nous occuperons que des arthrites qui peuvent être soignées à Bourbon-Lancy, laissant de côté tout ce qui a trait au rhumatisme aigu ou sub-aigu, avec toutes les complications qui en sont la suite.

Dans les arthrites, nous n'étudierons que celles qui se présentent le plus fréquemment à la station, et qui sont :

1° L'arthrite rhumatismale chronique, principalement l'arthrite fongueuse, qui est la plus fréquente ;

2° L'arthrite fibreuse ou rhumatisme fibreux ;

3° Le rhumatisme noueux, progressif ou généralisé ;

4° L'arthrite sénile ;

5° Les nodosités d'Heberden.

A l'exemple du Dr Besnier, nous réunirons sous le nom de rhumatisme osseux ces trois dernières variétés. On nous taxera peut-être de parti pris, pour le bien de la cause humanitaire que nous défendons ; il nous faut pourtant avouer que nous avons vu très heureusement amendées, nous n'osons pas dire guéries, toutes les arthrites chroniques, à forme fongueuse, que nous avons eu à soigner à Bourbon, à une exception près, pour une malade envoyée par notre excellent ami, le Dr Léon Labbé : cette maladie s'est refusée à tout traitement énergique, et de retour à Paris, il a fallu avoir recours au fer rouge, énergiquement porté dans l'épaisseur des tissus du genou malade, par deux fois, avec l'immobilisation du membre pendant un an.

Tous les autres malades ont eu des modifications si évidentes et si heureuses dans leur état local et général, que nous avons la certitude d'une guérison, après une ou deux saisons thermales.

Quelques cas d'arthrite fongueuse étaient complètement guéris, la demi-ankylose était établie, les malades pouvaient marcher à l'aide d'une canne ; chez d'autres, l'épanchement intra-articulaire était resorbé, et, malgré l'étroite limite des mouvements des jointures, la marche, quoique pénible, pouvait s'effectuer.

DE L'ARTHRITE FIBREUSE

S'il est permis d'affirmer la guérison de l'arthrite fongueuse dans une seule cure thermale, il n'en est pas de même de l'arthrite fibreuse ; pour arriver à la guérison, il faut une grande ténacité de la part du malade et du médecin, on peut ajouter, sans crainte d'être contredit, qu'en dehors des eaux chlorurées de Bourbon, il n'est pas de station thermale qui ait une action manifeste sur les lésions produites par le rhumatisme sur le tissu fibreux des articulations sur les aponévroses, comme sur les gaines tendineuses. Il est établi en médecine que les localisations sur les tissus fibreux ont une marche régulièrement progressive, jusqu'à ce que l'infirmité soit établie. La rétraction de l'aponévrose palmaire, de l'avis de tous les médecins, passe pour une maladie incurable, au même titre que l'arthrite fibreuse d'une épaule ou d'un genou. Bourbon-Lancy fournit nombre de cas de guérison de ces maladies réputées incurables, mais, pour arriver à de pareils résultats, il faut, de la part du malade, une volonté bien arrêtée, et ce n'est qu'après deux ou même trois saisons passées à la station, que le malade verra ses articulations ankylosées par la dégénérescence fibreuse de ses tissus, retrouver des mouvements et suffire à la marche.

Contre ces affections, la haute thermalité des eaux de Bourbon est indispensable ; les bains comme les douches doivent être administrés à des températures élevées, et en même temps, le malade doit boire quatre et cinq verres d'eau de la Reine, afin d'éliminer l'acide urique et les urates qui se trouvent en excès dans l'organisme.

M. X..., 42 ans, rhumatisé héréditaire, trois mois après une attaque de rhumatisme articulaire aigu, est pris d'arthrite fibreuse qui ankylose les deux cous-de-pied, les deux genoux et l'épaule droite. Ces jointures sont complètement enraidies, la marche absolument impossible. le malade est porté sur une chaise ; après une cure de soixante jours, les ankyloses des membres inférieurs disparaissent, et la marche redevient possible ; ce n'est qu'après la troisième saison que les mouvements du bras sont redevenus faciles.

M. X..., 45 ans, fils de rhumatisés, a une rétraction de l'aponévrose palmaire des deux mains, avec induration considérable de la gaîne fibreuse du médius et de l'annulaire, du côté droit ; les mains, raides comme une main de justice, ont perdu tout mouvement ; elles ne peuvent plus rendre aucun service au malade.

Guérison presque complété après un mois de traitement.

Nous avons revu ce malade au mois de novembre, à Paris, les doigts ont retrouvé leur mobilité, les deux mains peuvent se fermer, il ne reste qu'une bride fibreuse sur l'aponévrose palmaire gauche, et une seconde plaque sur la gaîne de l'annulaire droit, ce qui n'empêche pas le malade de pouvoir donner une bonne poignée de main, pour remercier le médecin qui l'a guéri.

DU RHUMATISME OSSEUX

Cette forme de rhumatisme osseux comprend les trois variétés que nous avons signalées sous le nom de rhumatisme noueux déformant, d'arthrite sèche, arthrite sénile, et enfin de nodosités d'Heberden.

Comme pour l'arthrite fibreuse, ces manifestations rhumatismales doivent être soignées avec la plus grande énergie, avec des bains, des douches et des étuves à haute température.

Le malade doit se soumettre à ce traitement fatigant, mais indispensable, pour ne pas arriver à l'infirmité absolue, qui est la conséquence inévitable de cette forme grave de rhumatisme. Il ne faut pas compter sur une amélioration sérieuse, après une saison passée à Bourbon; ce n'est qu'après avoir passé quatre ou cinq années à la station qu'on peut obtenir la résolution des bourrelets osseux qui ankylosent les petites articulations des mains et des pieds. Après une ou deux saisons passées à Bourbon, on ne peut demander à ces eaux thermales que la cessation des douleurs dans les jointures malades, et la diminution dans le nombre des poussées congestives, qui viennent encore ajouter à la raideur des articulations malades. Voilà les premiers effets d'une ou de deux saisons passées à la station; ce n'est qu'après la cinquième ou sixième, que les points épiphisaires osseux disparaissent, et que les mouvements peuvent être rétablis dans les jointures.

Sur huit cas de rhumatisme noueux, nous avons pu constater un sérieux amendement, chez trois de nos malades, après trois saisons de plus de cinq semaines chacune; les cinq autres, s'ils n'ont rien gagné comme mobilité articulaire, ont pu constater un temps d'arrêt évident dans la marche progressive de cette cruelle maladie.

ARTHRITE BLENNORRHAGIQUE

Si les résultats sont peu consolants, pour le malade, comme pour le médecin, dans le rhumatisme osseux, que nous venons de décrire, il n'en est plus de même dans les arthrites blennorrhagiques que nous avons vues à Bourbon. Toutes se sont guéries avec une rapidité vraiment surprenante et sans aucune rechute.

DU RHUMATISME GASTRO-INTESTINAL

La diathèse rhumatismale trouble souvent les fonctions de l'estomac et des intestins : l'estomac est souvent le siège de douleurs gastralgiques, avec sensation de pesanteur, production considérable de gaz, longueur excessive des digestions. Le malade n'a pas fini de digérer son déjeuner quand vient l'heure du dîner. Ce trouble digestif est causé par l'altération du suc gastrique. Ce liquide, agent principal de la digestion, ne renferme plus la dose nécessaire d'acide chlorhydrique, d'où la difficulté de digestion, d'où ce qu'on appelle la dyspepsie gastralgique.

Voici, en résumé, la série des phénomènes que l'on constate chez les rhumatisants dyspeptiques : chaleur et pesanteur de l'estomac, attaques plus ou moins violentes de gastralgie, gaz de décomposition, indigestions répétées, nausées, vomissements alimentaires, vertiges, longueur extrême des digestions, et lorsque ces accidents durent depuis un certain temps, dilatation permanente de l'estomac.

La cause évidente de tous ces troubles gastriques réside dans l'altération chimique du suc gastrique, qui est en trop faible quantité, à l'état libre ou combiné : modifier le chimisme de l'estomac, tel est le problème à résoudre, et sa solution est dans l'administration, à doses graduées, de l'eau chlorurée de la source de la Reine, qui fournit, par décomposition, l'acide chlorhydrique, qui fait défaut : de nombreuses analyses de suc gastrique, retiré à l'aide d'une sonde, de l'estomac des rhumatisants, ont fourni la preuve mathématique de ce que nous disons. Aussi, après quelques jours du traitement thermal, tous ces phénomènes douloureux de l'estomac disparaissent, cette forme de dyspepsie atonique, par anacidité gastrique, se trouve guérie.

Si le malade ne porte pas remède à ces troubles de l'estomac, les localisations rhumatismales ne tardent pas à se faire du côté des intestins, et, à la suite de la dyspepsie atonique, on voit se développer une atonie intestinale, congestive au début, avec constipation, plus tard alternant avec la diarrhée. Cette forme de diarrhée chronique rhumatismale survient rarement d'emblée, ce n'est qu'après l'action locale du froid, ou après des erreurs de régime alimentaire, que l'état de diarrhée finit par s'établir et devenir chronique. Les malheureux rhumatisants ne peuvent plus rien digérer, sans avoir des selles liquides quelques heures après les repas; le ventre est constamment le siège de douleurs névralgiques plus ou moins violentes, jusqu'au jour où une nouvelle imprudence alimentaire détermine une attaque d'entérite aiguë, avec douleurs très vives et parfois des garde-robes sanglantes.

Le conseil le plus sage qu'on puisse donner aux rhumatisants, c'est de se soigner dès l'apparition du premier trouble, du côté de l'estomac, pour éviter les complications graves du côté de l'intestin; contre cette double localisation gastrique et intestinale, nous n'hésitons pas à déclarer qu'il suffit d'une seule cure à Bourbon-Lancy pour obtenir la guérison radicale des névralgies intestinales, avec constipation, et surtout de la diarrhée chronique, qui en est la suite fréquente. Des bains prolongés et l'eau de la Reine donnent ces heureux résultats : les nombreuses observations de névralgie intestinale, entérite congestive, avec constipation, et surtout de diarrhée chronique rhumatismale, toutes suivies de guérison, en sont la preuve la plus évidente; aussi bien, sinon mieux qu'à Plombières et à Kissingen, toutes ces variétés de maladies de l'estomac et des intestins se guérissent sûrement à Bourbon-Lancy.

DIABÈTE ARTHRITIQUE

Malgré le nombre considérable de localisations que renferme le rhumatisme chronique, il faut encore élargir le cadre pour y faire entrer une nouvelle maladie, trop longtemps décrite à part, nous voulons parler du diabète gras : il serait peut-être plus scientifique d'abandonner cette dénomination, quoiqu'elle soit admise par tous les médecins, pour la remplacer par celle de diabète arthritique.

En fixant une pareille place à cette variété de diabète, nous n'avons pas la prétention de faire une nouveauté ; avant nous, le docteur Charcot, dans son traité des maladies des vieillards, le fait entrer dans le cadre de la goutte ; le Dr Lancereau, en raison de sa coexistence habituelle avec les localisations du rhumatisme chronique, à cause des lésions qui surviennent, à une période avancée de la maladie glycosurique, lésions en tout semblables à celles de la diathèse arthritique, n'hésite pas à le classer dans cette grande série morbide, qui commence aux migraines, se termine par l'artério-sclérose avec toutes ses conséquences graves, pour les reins, le cœur et surtout pour le cerveau. Nous avons donc raison de dire que nous ne visions nullement à une nouveauté.

Comme les auteurs que nous venons de citer, et appuyé sur l'observation clinique d'un grand nombre de diabètes gras, que nous appellerons diabète arthritique, nous pouvons affirmer que tous nos glycosuriques, sans aucune exception, avaient eu ou avaient, coexistant avec leurs diabètes sucrés, des localisations évidentes d'arthritisme ou d'herpétisme, comme le veut le Dr Lancereau, goutte ou rhumatisme chronique, qui ne sont pas pour le médecin de la Pitié deux maladies distinctes, ainsi qu'il le prouve dans ses leçons de clinique médicale, faites et publiées en 1890.

On serait donc autorisé à conclure que l'on ne devient diabétique gras qu'à la seule condition qu'un terrain entaché d'arthritisme ne soit préparé de longue date, ce n'est que dans ces conditions que la fatigue physique, le travail intellectuel poussé à l'excès, les chagrins causés par des pertes de fortune ou des malheurs de famille, trouveront leur réelle valeur comme causes efficientes, et toute leur action nocive sur le système nerveux.

Comme le rhumatisme chronique, le diabète arthritique fait son apparition vers 30 ou 40 ans, sa durée est fort longue, et une longue période de vie est compatible avec la présence de cette variété de glycosurie, ce qui est loin d'arriver avec le diabète traumatique et le diabète pancréatique. La terminaison du diabète arthritique, souvent funeste, est la conséquence des lésions que nous trouvons dans l'arthritisme, à un certain moment, que la localisation se fasse dans le poumon (tuberculose), dans les reins (néphrite et urémie), dans le cœur (sclérose aortique), ou enfin dans le cerveau, avec son cortège d'hémorrhagie, de ramollissement, de coma diabétique ; ou bien la terminaison est due à des maladies intercurrentes, qui sont la conséquence directe d'une rétention, dans l'organisme, de produits septiques, inhérents à l'état glycosurique, tels que érysipèle, anthrax, phlegmon gangréneux, pneumonie, etc., etc.

Héréditaire comme le rhumatisme chronique, le diabète arthritique doit être soigné de bonne heure par l'hygiène, l'exercice physique, le massage et l'hydrothérapie ; les alcalins ont une action manifeste, mais non pas exclusive, ils partagent avec les arséni-caux la propriété de diminuer la quantité de sucre contenue dans l'urine; les nombreuses observations publiées par le Dr Danjoy, à la Bourboule, le prouvent surabondamment. A côté des stations de Vichy et de la Bourboule, nous croyons pouvoir placer les thermes de Bourbon-Lancy; les résultats pratiques que nous avons observés à cette station semblent nous donner raison, de sorte qu'après la cure du diabète gras par les alcalins et les arséni-caux, il faut y joindre la cure par les chlo-rurés sodiques.

L'action manifeste des eaux chlorurées sodiques, comme modificateur de la diathèse arthritique, nous ont donné de très beaux résultats dans la pratique médicale que nous avons suivie à Bourbon. Convaincu de la nécessité des alcalins, nous avons institué un traitement mixte, en tout semblable à celui que Fernel faisait suivre à ses malades, et nous nous en sommes très bien trouvé. Le traitement exclusif par les alcalins donne de très beaux résultats, c'est incontestable, mais bien peu de temps après, parfois un mois à peine, les malades retrouvent la même quantité de sucre dans leurs urines, et cela parce que l'état arthritique n'a pas été suffisamment modifié par la cure thermale.

En même temps que le glycosurique, à Bourbon, prend quatre verres d'eau de la Reine, nous administrons 2 gr. de bicarbonate de soude par 24 heures, dont l'action vient s'ajouter à celui produit dans l'estomac par la transformation des chlorures des eaux ingérées, en bi-carbonates alcalins; cette transformation s'opère rapidement, en présence des acides de l'estomac, ainsi que nous en avons eu souvent la preuve, en faisant des analyses de suc gastrique chez nos dyspeptiques rhumatisants.

Au traitement interne ainsi formulé, nous ajoutons des bains romains avec sudation plus ou moins prolongée, des douches, dont la durée et la température varient suivant l'état général des malades.

Les résultats fournis par cette pratique ont été si heureux que nous n'avons pas cru devoir attendre que nous puissions donner un très grand nombre d'observations, ne serait-ce que pour prendre date, nous avons voulu faire connaître ces quelques observations au corps médical et aux malades.

Cinq glycosuriques, manifestement arthritiques, ont été soumis à ce mode de traitement : de ces cinq malades, que nous avons soignés à Bourbon, aucun jusqu'à aujourd'hui n'a vu réapparaître du sucre dans les urines qu'à la dose maximum de 5 gr., et pourtant la première cure date de trois ans, juillet 1887. Ces cinq observations sont à peu près semblables, aussi nous ne publierons que celle qui nous a paru la plus grave, dont la cure a eu lieu à Bourbon, au mois d'août 1888.

Jusqu'à ce jour notre malade n'a vu revenir sa glycosurie que dans des proportions très minimes, la santé générale est parfaite. Voici l'observation :

M. X..., 62 ans, obèse, grand et bien musclé, a eu des migraines, des hémorrhoïdes, une arthrite de l'épaule droite qui a duré deux mois, deux coliques néphrétiques à 50 ans; le glycose a paru dans les urines à cette époque, sans interruption depuis 12 ans, avec des alternatives de diminution ou d'aggravation, suivant le régime alimentaire; il y a un an, après de très grands chagrins, le sucre, qui, jusqu'à ce moment, ne dépassait pas 30 gr. par litre d'urine, avec deux litres

500 de liquide, émis par vingt-quatre heures, monte à 53 gr. par litre. A partir de ce moment, les forces diminuent, et le malade vient à Bourbon le 1er août 1888.

Notablement amaigri, M. X... ne dort plus, ne mange plus, a une soif intense, un découragement profond, avec sentiment de sa fin prochaine; toute promenade devient une fatigue, et les jambes refusent tout service : lourdeur de tête, vertiges, sensation de chute en arrière, 4 litres d'urine par vingt-quatre heures, densité, 1.16 53 gr. de sucre par litre, urée, 0.12; acide urique, 1.22; acide phosphorique, 0.85. Voilà le résumé de l'analyse faite au second jour de la cure.

Il n'est prescrit aucun régime spécial, M. X... ne mange presque pas, quatre verres d'eau de la Reine, avec 2 gr. de bicarbonate de soude, douche en pluie à 22°, une minute de durée.

Même traitement jusqu'au 10 août.

Une seconde analyse donne le résultat suivant :

2.800 gr. d'urine par vingt-quatre heures, sucre, 31 gr.; urée, 14; acide urique, 0.55.

Les forces sont meilleures, ainsi que l'état général du malade.

Jusqu'au 2 septembre 1888, il a été donné trente douches, six bains avec sudation de 30 minutes, quatre verres d'eau de la Reine.

La dernière analyse, faite à Passy, donne 1.250 gr. d'urine par vingt-quatre heures, densité, 1.11 ; urée, 19 ; sucre, 1 gr. 10.

Il n'y a plus aucune soif, l'état général est très bon, et encore aujourd'hui, 10 janvier 1891, le malade se porte très bien.

Les deux analyses faites en 1890 ne mentionnent que des traces de glycose, pas d'albumine. En octobre 1890, M. X... a eu une névralgie occipito-cranienne qui a duré huit jours et a été très douloureuse.

Les résultats obtenus dans les quatre autres cas de diabète arthritique ont été aussi satisfaisants ; chez le premier de nos malades, le sucre n'a jamais dépassé 5 gr. par litre, et cela depuis trois ans ; chez les trois autres, la cure à Bourbon ne date que de l'année dernière ; l'état général se maintient bon, et les analyses faites tous les trois mois accusent des quantités de glycose variant de 1 à 6 gr.

Le traitement du diabète arthritique par les arsénicaux, à la Bourboule, a fourni de très beaux résultats, le travail du regretté docteur Danjoy en fournit la preuve évidente ; tout comme à Vichy, le sucre diminue dans de notables proportions, mais l'heureuse action de la cure n'est que momentanée, ce qu'on ne peut constater qu'en suivant les malades pendant quelques années après la cure.

Il paraît résulter de l'étude des notes que nous avons l'habitude de prendre, depuis longues années, sur l'état des malades, que l'action bienfaisante des alcalins et des arsénicaux dure à peine quelques mois, après la cessation de la cure; passé ce temps, les glycosuriques sont exposés à toutes les complications de leur diathèse arthritique. Nous n'osons pas publier ces observations, pour ne pas avoir l'air de faire un procès *pro domo sua*.

Le nombre des observations de diabète arthritique que nous avons pu faire aux thermes de Bourbon est bien minime, nous ignorons ce que l'avenir nous réserve, relativement à la cure thermale de cette variété de diabète arthritique; aussi serons-nous très modeste dans nos conclusions.

Les eaux chlorurées sodiques des thermes de Bourbon ne sont nullement dangereuses dans la cure du diabète arthritique; non seulement leur action pendant la cure est aussi manifeste qu'à Vichy et à la Bourboule, mais la durée de l'action curative, pendant laquelle les malades sont à l'abri de toute rechute, paraît être beaucoup plus considérable, propriétés spéciales que nous croyons pouvoir attribuer aux vertus curatives qu'elles possèdent contre les diverses localisations de l'arthritisme et contre cette variété de diabète qui en fait partie.

DES VARICES, DES SUITES DE LA PHLÉBITE

Les rhumatisants, plus que personne, sont sujets aux dilatations veineuses appelées varices, et, par conséquent, à leur inflammation, qui constitue la phlébite. Ce n'est qu'après avoir eu des varices profondes dans l'épaisseur des muscles que le rhumatisant voit apparaître sous la peau des membres inférieurs ces cordons sinueux avec les nodosités caractéristiques des varices.

Il n'est, pour ainsi dire, pas de station en France qui puisse procurer la guérison des varices anciennes. Depuis plusieurs siècles, cette spécialité est réservée à Bourbon-Lancy, dont l'action résolutive détermine la résorption du tissu cellulaire de nouvelle formation, et peut rendre ainsi à la paroi de la veine variqueuse la résistance et l'élasticité qu'elle avait perdues. L'expérience de tous les jours rend bien compte de ce mode d'action, même chez les malades qui, en convalescence d'une atteinte de phlébite, viennent à la station pour s'y guérir, ainsi que de l'œdème consécutif qui occupe les membres inférieurs.

Pour arriver à la guérison des varices

anciennes, avec ou sans phlébite, et gonflement œdémateux des jambes, il ne suffit pas
d'une seule saison passée à Bourbon ; le travail de résorption dans la paroi veineuse et
l'établissement de la circulation collatérale
exigent deux ou trois saisons ; pour ceux qui
mettent ces préceptes en pratique, la guérison est la règle, qu'il existe des ulcères vari-
queux ou des œdèmes consécutifs à des phlébites antérieures. Nous n'en voulons pour
preuve que l'observation suivante :

Mᵐᵉ X..., 50 ans, rhumatisée héréditaire,
a vu, de 1879 à 1887, toutes les veines superficielles, depuis la ceinture jusqu'à l'extrémité
des pieds, devenir le siège de varices ; dans
cette période de temps, elle a été obligée de
garder le lit pendant cinq ans, par suite de
localisations phlébétiques. Cette longue série
de phlébites ont eu pour siège toutes les
veines superficielles des membres inférieurs
et de la paroi abdominale ; il en est résulté un
œdème des extrémités inférieures énorme,
toute marche à pied était devenue impossible,
à cause de la lourdeur des jambes. La malade,
réduite à cet état d'infirmité, vint à Bourbon
en 1888 et 1889 ; aujourd'hui l'œdème a
complètement disparu, il n'y a plus eu de

phlébite, et la malade peut marcher, pendant quelques heures, sans fatigue aucune.

Voilà un des plus beaux résultats que nous ayons pu constater, à l'acquit de la station de Bourbon-Lancy.

DE LA SCLÉROSE ARTÉRIELLE

Il arrive chez les rhumatisants, dans l'épaisseur des parois artérielles, des lésions analogues à celles que nous venons d'étudier dans le tissu des veines ; les parois des artères non seulement perdent leur souplesse, mais l'artère, dans toute son étendue, devient dure et résistante sous le doigt qui l'explore ; c'est là la sclérose artérielle des rhumatisants. Cette lésion, très visible aux artères superficielles, comme la radicale et la temporale, envahit les plus gros troncs artériels ; la clinique prouve que la crosse de l'aorte, comme les valvules du cœur, en sont souvent le siège. De cette localisation il est facile de conclure à la gravité des maladies qui en sont la conséquence directe. L'origine de l'immense majorité des maladies du cœur doit être attribuée à la sclérose artério-cardiaque.

Nous n'avons pas besoin d'insister auprès des rhumatisants pour venir se soigner à

Bourbon dès les premières atteintes de cette grave maladie, car ce n'est que dans les premiers temps que l'on peut voir s'exercer l'action résolutive de nos eaux chlorurées. Si le malade tarde trop à se soigner, une cure thermale est inutile, il est voué à une mort certaine dans un temps plus ou moins limité ; comme nous l'avons dit plus haut, ce n'est qu'au début de la lésion artérielle que nous pouvons promettre de bons résultats.

PARALYSIE

Tous les auteurs qui ont écrit sur les propriétés des eaux de Bourbon se sont plu à les vanter contre les paralysies du sentiment et surtout du mouvement.

Cette réputation, fort ancienne, est établie sur des faits incontestables ; elle fait partie pour ainsi dire du domaine public, puisque Mme de Sévigné disait dans une de ses lettres : « On voit à Bourbon un grand nombre d'infirmes et de paralytiques, ces eaux brûlantes prennent pour elles quelques paralysies et en laissent à d'autres. »

Tous les traités que nous avons parcourus, depuis Baillau jusqu'au docteur Rotureau, tous admettent sans conteste, comme chose acquise à la station de Bourbon, la guérison de toutes les paralysies rhumatismales, au même titre que les paralysies d'origine centrale, conséquence d'un foyer hémorrhagique cérébral ou d'une myélite ; les hémiplégies, comme les paraplégies y sont très souvent heureusement amendées et parfois complètement guéries. Les nombreuses observations publiées par le docteur Tellier en fournissent la preuve la plus certaine.

Ce fait d'observation vient à l'appui des propriétés physiologiques des eaux de Bourbon ; nous affirmions leurs propriétés décongestives, le docteur Tellier est encore plus affirmatif que nous, il recommande aux paralytiques d'aller se soigner à Bourbon-Lancy seulement une année après le jour où s'est produite l'attaque qui a déterminé la paralysie.

DE L'ARTHRITISME CHEZ LES ENFANTS

Les enfants, comme les adultes, sont fréquemment sujets à des localisations rhumatismales. Le siège presque constant de ces localisations se fait dans l'intestin ; c'est ce qui faisait dire, avec raison, au docteur Güéneau de Mussy : « Donnez de bons intestins aux enfants, et ils jouiront d'une excellente santé. » Aussi ce savant médecin avait voulu faire de Bourbon-Lancy une station spéciale pour y soigner les enfants des goutteux et des rhumatisés. En effet, les mauvaises conditions du régime alimentaire auquel sont soumis ces enfants développent chez eux les variétés d'entérite rhumatismale, avec constipation, plus souvent avec diarrhée, que nous avons étudiées chez les adultes.

La conséquence d'un pareil état de choses est un affaiblissement progressif, suite inévitable d'une assimilation et d'une nutrition incomplètes ou nulles. Alors les enfants pâlissent, les chairs deviennent molles, l'état diarrhéique s'établit en permanence, le ventre se ballonne, et l'on constate les signes les plus évidents de l'état lymphatique.

Envoyez ces enfants, même dès les premières années de leur existence, à la station de Bourbon, soumettez-les à une cure prudemment instituée, et vous verrez comme par enchantement les forces revenir, et disparaître tous les signes de lymphatisme ; on assiste dans ces cas à une véritable résurrection, bien autrement évidente que celle qu'on obtient par les eaux chlorurées fortes, par les eaux sulfureuses, et surtout par l'atmosphère maritime, dont on a voulu faire une panacée universelle, cause de bien des désillusions dans les familles.

C'est surtout dans ce cas de médecine infantile que nous nous félicitons d'avoir entrepris la tâche, peut-être fort ingrate, de faire connaître au monde médical et au public une station thermale qu'on a eu grand tort de laisser dans l'oubli, vu les beaux résultats qu'on y obtient. Ces résultats sont aussi évidents dans les manifestations rhumatismales du côté de l'intestin que dans les diverses formes des maladies de la peau, comme dans les cas de paralysies infantiles. La danse de Saint-Guy, chez les enfants, qui est une manifestation rhumatismale, se guérira à Bourbon aussi facilement que la diarrhée chronique, qui est une suite fréquente du rhumatisme chronique.

En résumé, il faut envoyer à la station de Bourbon-Lancy tous les enfants, fils de goutteux ou de rhumatisants, entachés de lymphatisme, ou qui ont des localisations de nature rhumatismale dans les jointures, dans l'estomac ou dans l'intestin.

DE LA CURE DES MALADIES DU CŒUR
A BOURBON-LANCY

Tout le monde connaît la fréquence des maladies du cœur, et depuis les travaux d'un médecin français, le docteur Bouillaud, tout le monde sait que, dans l'immense majorité des cas, les lésions qui constituent les maladies du cœur se développent pendant où bientôt après une attaque de rhumatisme articulaire aigu fébrile.

Cette fréquence et l'origine des maladies du cœur étant démontrées, il faut savoir avouer qu'en présence des lésions orificielles du cœur, la médecine classique est souvent impuissante ; la médication employée, toute entière comprise dans l'action de la digitale, dans l'action des iodures, dans le régime lacté, et dans les révulsifs intestinaux, n'empêchent pas l'organisation définitive des lésions valvulaires, déterminées par l'attaque du rhumatisme articulaire. Dès le début, simple infiltration sous-séreuse, la nouvelle formation de tissus conjonctifs ne tarde pas à s'organiser ; la séreuse s'épaissit, les orifices du cœur se rétrécissent dans leur diamètre, les valvules en font l'occlusion incomplète, et l'on voit apparaître tous les signes certains d'une maladie de cœur, rétrécissement ou insuffisance des orifices.

Les troubles fonctionnels suivent de près l'établissement de ces lésions orificielles ; la respiration devient suffocante, l'infiltration des membres inférieurs s'établit, les poumons deviennent le siège de phénomènes congestifs, l'affaiblissement du malade augmente tous les jours, il est arrivé à la période de cachexie cardiaque contre laquelle toute médecine est impuissante.

En présence de ce tableau peu rassurant pour les malades, nous avons cru devoir et pouvoir empêcher l'organisation de ces lésions orificielles du cœur par l'action thermale des eaux de Bourbon-Lancy.

Voici quelles ont été les raisons déterminantes :

Dans l'étude de l'action physiologique de ces eaux, nous avons constaté leur action sédative sur la circulation générale, leur action résolutive sur les lésions suite de rhumatisme, et leur action sur les reins essentiellement diurétique.

Comme nous le disions dans l'étude des arthrites chroniques, nous avons constaté la résolution franche des épaississements des synoviales articulaires, nous avons vu se résoudre ces productions épiphysaires osseuses qui entouraient les articulations ankylosées ; dans les arthrites fibreuses, nous avons vu se résoudre ces épaississements fibreux qui enraidissaient les jointures ; pourquoi n'arriverait-on pas à arrêter et à empêcher l'organisation des lésions orificielles du cœur qui, après l'attaque du rhumatisme, intéressent l'endocarde dans une très faible mesure ?

Un médecin, le docteur Defresne, avait essayé avant nous la cure thermale des maladies du cœur. Dans le livre qu'il avait publié, toute la première partie purement anatomique est vraie, mais la partie clinique qui contient les observations est loin de fournir des preuves certaines de guérison. Après l'étude de ces observations, il est impossible de se rendre compte de la nature, de la forme, de l'étendue et surtout du siège de la lésion orificielle. C'est trop peu, pour le diagnostic d'une lésion aussi grave. Tout médecin sérieux ne peut ajouter foi à des observations aussi incomplètes qui sont toutes résumées sous la dénomination d'anévrisme du cœur.

Le docteur Blanc, à Aix, a essayé le même traitement ; malgré tout le talent qu'il a mis dans la rédaction de son travail, on n'est, après cette lecture, rien moins que rassuré sur la terminaison à venir. La poussée congestive que détermine l'eau sulfureuse sur la circulation générale est trop intense et trop dangereuse pour qu'on ose prescrire un pareil traitement.

Ainsi que nous l'avons dit plus haut, nous nous trouvons à Bourbon-Lancy dans de tout autres conditions ; ces eaux chlorurées moyennes, sédatives du système nerveux, n'apportent pendant la cure balnéaire aucune modification appréciable à l'observateur sur l'état du pouls et des mouvements du cœur, pendant et après l'ingestion de l'eau de la Reine, comme après le bain ou la douche localisés. Ces expériences ont été répétées si souvent que c'est avec toute confiance que nous avons entrepris cette cure contre les lésions du cœur d'origine rhumatismale.

C'est avec la plus extrême prudence que nous instituons ce traitement, variable dans ses prescriptions, suivant la localisation cardiaque, son siège, son étendue, son ancienneté, et le degré d'organisation auquel la lésion est parvenue. Ce n'est qu'après avoir examiné avec le plus grand soin tous les organes et avoir exactement déterminé l'état de *compensation* du cœur que nous commençons la cure.

Aussi est-ce avec instance que nous prions ceux de nos collègues qui voudront bien nous aider à juger cette grave question de thérapeutique, et les malades qui ont envie de ne pas mourir de maladie du cœur, de nous confier leurs cardiaques, 2 ou 3 mois au plus après l'attaque du rhumatisme qui a produit ces lésions. Car la régression à obtenir sera d'autant plus facile que la formation en sera plus récente. Nous en fournirons un exemple frappant dans le fait suivant que nous avons observé l'année dernière.

Mme X..., rhumatisée héréditaire, en dehors de deux attaques de sciatique, a eu, il y a deux ans, une attaque de rhumatisme articulaire aigu qui n'a rien laissé au cœur. Le 5 février 1890, Mme X... est prise dans la nuit de violents accès de suffocation avec douleurs vives à la base du cœur ; pouls 130, 44 respirations par minute, douleur au niveau de la 3e côte, à gauche du sternum. La malade étouffe, elle ne peut plus respirer. A l'auscultation, bruit de souffle au premier temps, large, plein, maximum évident à la base, sans prolongement du côté de l'aorte. Mme X... a une endocardite aiguë sur l'orifice aortique. Quelques jours après, la crise se passe et Mme X..., au mois de juillet, vient à Bourbon-Lancy, où nous constatons les signes les plus certains d'un rétrécissement aortique sans insuffisance.

Après un mois de traitement très bien supporté, Mme X... qui ne pouvait plus marcher ni monter sans accès de suffocation, non seulement a vu disparaître la lésion locale qui constituait la maladie du cœur, mais elle a retrouvé, avec la liberté de la respiration, assez de forces pour marcher pendant plusieurs heures.

Voici la preuve la plus évidente de la nécessité absolue de soumettre ces lésions à une cure thermale lorsqu'elles sont dans leur première période.

C'est avant que la suffocation soit devenue permanente, avant l'augmentation du volume du foie, qu'il faut aviser ; surtout il ne faut pas attendre, pour prescrire ce traitement que les poumons soient le siège d'une infiltration œdémateuse.

Les urines rares, contenant un léger précipité albumineux, l'infiltration des membres inférieurs à faible degré, la gêne de la respiration pendant la marche ascensionnelle, ne constituent pas des contre-indications formelles, comme la sub-matité à la base de la poitrine, avec râles muqueux abondants dans les deux bases des poumons.

Nous dirons donc aux malades qui souffrent du cœur : Consultez votre médecin et venez à Bourbon-Lancy le plus vite possible.

Nous ne nous dissimulons pas l'ingratitude de la tâche que nous avons entreprise, nous en connaissons toutes les difficultés, mais, encouragés par les résultats que nous avons obtenus, résultats publiés dans un livre que nous avons envoyé au corps médical français, nous poursuivons avec tout le zèle dont nous sommes capables cette tâche si humanitaire, à l'adresse de malades pour lesquels à un moment donné la médecine est absolument impuissante.

D'ailleurs, l'avenir prouvera, par l'étude attentive des faits, si la thérapeutique des

affections du cœur s'est enrichie d'une nouvelle conquête.

Des 11 malades atteints de lésions du cœur
que nous avons eu à soigner à Bourbon, 4
d'entre eux, très gravement atteints, ont vu la
lésion du cœur s'arrêter et ont éprouvé un
très grand soulagement dans les phénomènes
fonctionnels ; les 7 autres ont été si bien guéris qu'aujourd'hui encore nous ne pouvons
pas les décider à prendre la plus petite dose
d'iodure de potassium.

L'espace nous manque pour publier en
détail les observations dont nous parlons ; on
les trouvera tout entières dans le travail que
nous avons publié sur la cure thermale des
maladies du cœur instituée à Bourbon-Lancy.

TARIF DES BAINS	Du 16 septembre au 15 juin	Du 16 juin au 15 septembre
Grand Bain romain (linge chauffé et service compris)...........................	1 50	1 75
Grande Douche tempérée ou écossaise (linge chauffé et service compris)...............	1 50	2 »
Bain d'Etuve, avec ou sans douche en pluie (linge chauffé et service compris).............	1 50	2 »
Bain de Vapeur par encaissement, avec ou sans douche en pluie (linge chauffé et service).....	1 50	2 »
Douche ordinaire après le grand Bain romain (linge chauffé et service compris)............	» 50	» 75
Douche sous-marine ou d'injection pendant le Bain (linge chauffé et service compris).......	» 50	» 50
Douche ordinaire après le Bain de Caisse ou d'Etuve (linge chauffé et service compris).......	» 50	» 50
Douche et Massage (linge chauffé et service compris)............................	2 »	2 25
Grande Douche en cercle (linge chauffé et service compris)........................	1 75	2 »
Bain minéral du 1er étage (linge chauffé et service compris).......................	1 25	1 50
Douche froide (hydrothérapie) (linge chauffé et service compris)....................	1 25	1 50
Bain minéral dans la grande piscine de natation	» 75	» 75
Douche ou Massage local d'un membre ne nécessitant pas le déshabillement complet	« 75	1 »
Bain de Vapeur local (15 minutes)..	» 75	» 75
Douche à la salle de pulvérisation; 1 capuchon (15 minutes)	» 75	» 75
Bain de siège hydro-mélangeur	1 »	1 »
Douche ascendante..	» 50	» 50
Abonnement à la buvette pour la durée d'une saison de 21 jours	2 »	2 »
Abonnement pour la saison entière de 21 jours donnant droit à tous les traitements (linge chauffé et service compris)..	50 »	55 »

SUPPLÉMENT	Du 16 septembre au 15 juin	Du 16 juin au 15 septembre
La course aux Hôtels de Saint-Léger (aller ou retour)	» 50	» 50
Linge complet (1 peignoir et 2 serviettes)	» 40	» 40
Un fond de Bain	» 20	» 20
Un Peignoir	» 20	» 20
Une Serviette	» 10	» 10
Un Caleçon de Bain	» 10	» 10
Un Costume complet de natation pour Dames	» 40	» 40
Abonnement au linge complet, y compris une couverture laine pour la durée de la saison de 21 jours	10 »	10 »
Abonnement au Costume de natation complet pour Dames, pour la durée de la saison	6 »	6 »
Un chauffage de linge lorsqu'il n'est pas désigné	» 15	» 15

PASTILLES DIGESTIVES préparées avec les sels naturels des eaux. — PRIX : 1 fr. 50 la Boîte.

DÉPÔT DANS TOUTES LES PHARMACIES

SUCRE D'ORGE AU SEL NATUREL DES EAUX (A l'Etablissement)

GRAND HOTEL BOURBON

Appartenant à la Société des Thermes de Bourbon-Lancy

Situé au milieu d'un vaste Parc accidenté et ombragé
de l'Etablissement.

MAISON DE PREMIER ORDRE FONDÉE EN 1879

80 CHAMBRES, DE 2 A 7 FR.

*Table d'hôte, Pension, Casino, Salons de conversation, de bal,
de lecture, de jeux, de billard. Orchestre.*

CHAMBRE & PENSION

(Deux repas, service et éclairage compris), depuis **7** fr. par jour.

SERVICE DE VOITURES PARTICULIÈRES

OMNIBUS DU GRAND HOTEL A TOUS LES TRAINS
3 distributions de lettres et 3 départs par jour.

Pour tous renseignements, s'adressser au Directeur
du GRAND HOTEL

Dans l'Etablissement thermal, on trouve
des appartements pour famille, ainsi que des chambres
avec cuisine pour les malades désirant
se trouver sur place pour leur traitement THERMAL.
PRIX TRÈS MODÉRÉS

ITINÉRAIRE (Voir la Carte)

Bourbon-Lancy est à sept heures de Paris par la ligne de Paris à
Nevers et de Nevers à Bourbon, par Cercy-la-Tour.
A cinq heures de Lyon par les lignes de Lyon à Mâcon et de Mâcon à
Bourbon, par Paray, ou par celles de Lyon à Roanne et de Roanne à
Bourbon par Paray.
A cinq heures de Dijon, par la ligne de Dijon à Paray-le-Monial et de
Paray à Bourbon.
A trois heures de Roanne, par la ligne de Roanne à Paray-le-Monial et
de Paray à Bourbon.
A trois heures et demie de Clermont, par les lignes de Clermont à
Saint-Germain-des-Fossés et de Saint-Germain à Bourbon-Lancy, par
Moulins et Gilly-sur-Loire.

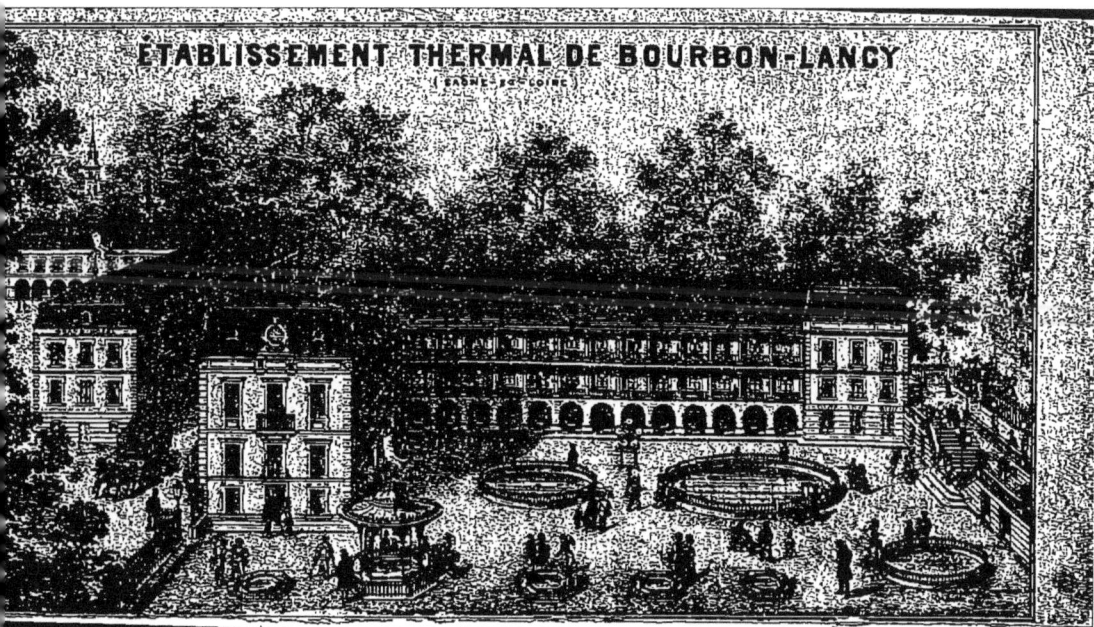

ÉTABLISSEMENT THERMAL DE BOURBON-LANCY
(SAÔNE-ET-LOIRE)

www.ingramcontent.com/pod-product-compliance
Lightning Source LLC
Chambersburg PA
CBHW050621210326
41521CB00008B/1342